LA BAUCHE

EAU MINÉRALE NATURELLE

PROTOFERRÉE, BICARBONATÉE, CRÉNATÉE, ALCALINE HYPOSULFITÉE ET AMMONIACALE

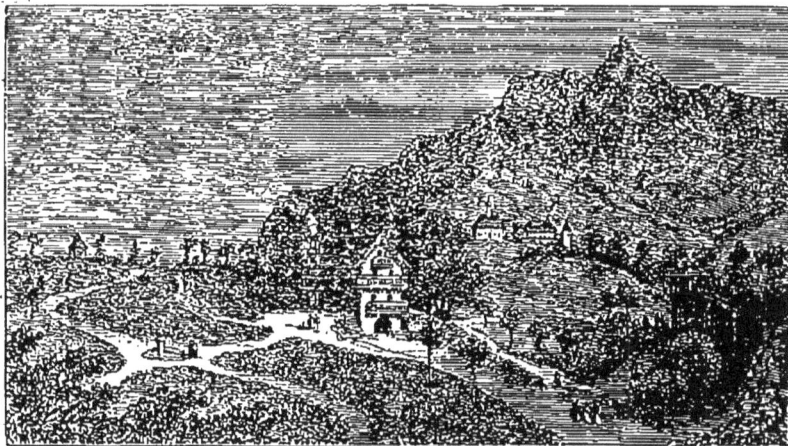

Vue générale de la source.

EXTRAITS DES RAPPORTS ET APPRÉCIATIONS

DES CHIMISTES ET MÉDECINS

SUR LES MALADIES DIVERSES POUR LESQUELLES L'EAU A ÉTÉ EMPLOYÉE

par les chimistes CALLOUD et BEBERT, de Chambéry ;
SALUCES, du Pont-Beauvoisin ; ABBENE,
de Turin ; GOBLEY, de Paris ;
et par les Dᵣˢ REVEL père, REVEL fils, GUILLAND, MICHAUD, DÉNARIÉ,
FUSIER, de Chambéry ; COTTAREL, de la Motte-Servolex ; MARTIN,
du Pont de Beauvoisin ; CARRIER et BOUCHACOURT, de Lyon ;
CHARVET, de Grenoble ; ORDINAIRE, de Mâcon ; BELLOTTI,
MOLESCKOTT, TIMERMANS et VALERIO, de Turin,
tous cités dans ce rapport.

DÉPOTS PRINCIPAUX

France

PARIS

MM.

Chéne, rue de la Michodière, 11.
Compagnie Fermière de Vichy, 22, boulevard Montmartre, et ses succursales en France.
Benezet, Guibert, successeur, rue Taranne, 19.
Lafont, r. J.-J. Rousseau, 20.
Lescun, rue de Choiseul, 20.

LYON

Faivre, place des Terreaux, 9.
Cartaz, quai de la Charité, 37.
Livernay, rue St-Dominique, 13.
Vachon, cloître des Chartreux, 24
André neveu, place des Célestins, 5, succursale de Vichy.

SAINT-ETIENNE

Thirault, place Royale, 5.
Arnault, place Royale, 45.

MACON

Garnier-Rodet, faubourg de la Barre, 17.

AIX-LES-BAINS

Pichon, pharmacien.
Bocquin, pharm. de l'Empereur.
Bocquin neveu, pharmacien.

CHAMBÉRY

Calloud, Bebert, Dorlyé et Bochet, pharmaciens.
Ferrolliet, établissem. de bains, rue d'Italie.
Chamussy, dépôt de caisses de l'administration, rue de la Gare

PONT-DE-BEAUVOISIN

Saluce et Pravaz, pharmaciens.

LES ÉCHELLES

Signoud, pharmacien.

SAINT-LAURENT DU PONT

Périnet, géomètre.

VOIRON

David, pharmacien.

GRENOBLE

Breton, pharmacien.

MARSEILLE

Donadey, rue Paradis, 9.

NICE

MM.

Rey Louis, rue Saint-François de Paule.
Thaon, quai Masséna.

MONTPELLIER

Belugou, place des Etats du Languedoc.

NIMES

Goulard jeune, rue de la Ferrage, 15.

BORDEAUX

Peychaud, rue Trésorerie, 86.

NANTES

Houssier, rue du Calvaire, 10.

RENNES

Mevrel, quai Châteaubriand, 5.

BREST

Juventin, rue de la Rampe, 48.

STRASBOURG

Dreyfus, faub. Saverne 38 et 39.

DIJON

Gautheret-Morelle, rue Bonnelier, 4.

BESANÇON

Charton frères, Grand'-Rue, 42.

SAINT-NAZAIRE

Guillet, pharmacien.

VANNES

Gallimard.

ANGERS

Richou, rue de la Poissonnerie.

NAPOLÉON VENDÉE

Billiet Amiaud.

LORIENT

Bougle, pharmacien.

ROCHEFORT SUR MER

Clément Cardet, rue St-Hubert, 27

SAINT-MALO

Maillard, rue St-Vincent.

SAINT-BRIEUC

Bagot, ph., rue St-Guéno.

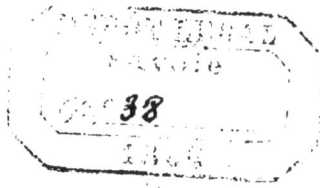

DE L'EAU DE LA BAUCHE

L'Eau protoferrée, alcaline de La Bauche, retrouvée en 1862, dans la propriété de M. le comte Crotti de Costigliole, paraît destinée, par la nature et la richesse de sa minéralisation, la facilité de son absorption, son innocuité sur les voies digestives et la promptitude de son action reconstituante, à occuper, parmi les eaux ferrugineuses, le premier rang. La sanction ordinairement lente de l'expérience sur la valeur réelle d'une eau minérale arrive à l'Eau de La Bauche avec rapidité. A peine découverte, elle a été l'objet de hautes et universelles approbations, et son action constamment bienfaisante n'a pas tardé à la faire classer parmi les eaux les plus estimées. Grâce à la bienveillante sollicitude du généreux propriétaire de la source nouvelle, cette eau puissante a été mise gratuitement à la disposition des médecins de Chambéry où elle est distribuée dans les hôpitaux, les établissements de bienfaisance, aux ouvriers et aux pauvres de la ville. Mes confrères de Chambéry ont pu comme moi la soumettre à l'analyse clinique, en observer les effets salutaires et s'assurer de la facilité de son assimilation, en l'expérimentant avec avantage dans la plupart des cas où les martiaux sont indiqués.

Les prévisions émises dans le remarquable rapport de M. Calloud, sur la valeur supérieure qu'assignaient à l'Eau de La Bauche ses éléments minéralisateurs et les espérances qu'avaient aussitôt conçues la Société médicale de Chambéry, et plus tard, les Académies de médecine de Turin et de Paris, sur son utilité en thérapeutique, ont été pleinement confirmées. Aujourd'hui les faits se sont multipliés. Aux observations des médecins savoisiens sont venues s'ajouter celles, non moins concluantes et concordantes, d'un certain nombre de médecins français et italiens des mieux autorisés. Les publications se sont succédé, dont les plus importantes sont : 1° le mémoire du Dr Guilland, président de la Société médicale de Chambéry, lu dans la séance du 24 mars 1865 ; *De la médi-*

cation par les ferrugineux et particulièrement par l'Eau de La Bauche ; 2° Recherches et expériences sur les vertus salutaires de l'Eau minérale, naturelle, alcaline, protoferrée, crénatée, etc., de La Bauche, par le docteur J. Bellotti ; 3° Les Eaux ferrugineuses de La Bauche, en Savoie, par le docteur G. Valerio, ancien député au Parlement subalpin.

Une notice était nécessaire pour grouper les faits les plus intéressants consignés dans ces mémoires et donner en peu de mots une idée exacte des résultats obtenus, et de la faveur si méritée dont jouit cette Eau minérale en deçà et au delà des Alpes.

Les pages suivantes, extraites de toutes les publications antérieures sur l'Eau de La Bauche, forment un résumé succint, dégagé de toute appréciation exagérée, et digne, ce me semble, de fixer l'attention des praticiens français et étrangers sur cette source d'une valeur exceptionnelle.

Dr MICHAUD.

Chambéry, le 12 mars 1866.

RAPPORTS ET APPRÉCIATIONS

des chimistes CALLOUD et BEBERT, de Chambéry ;
SALUCES, du Pont-Beauvoisin ; ABBENE,
de Turin ; GOBLEY, de Paris ;
et des Dʳˢ REVEL père, REVEL fils, GUILLAND, MICHAUD, DÉNARIÉ,
FUSIER, de Chambéry ; COTTAREL, de la Motte-Servolex ; MARTIN,
du Pont-Beauvoisin ; CARRIER et BOUCHACOURT, de Lyon;
CHARVET, de Grenoble; ORDINAIRE, de Mâcon; BELLOTTI,
MOLESCKOTT, TIMERMANS et VALERIO, de Turin,
tous cités dans ce rapport.

Quand on découvrit la précieuse source d'Eau minérale de La Bauche, sur la propriété de M. le comte Crotti de Costigliole, ancien ministre du roi Charles-Albert, on ne la présenta au public que comme une eau éminemment chargée de fer ; c'est effectivement un de ses caractères remarquables puisqu'elle en contient un tiers en sus des plus riches eaux ferro-carbonatées connues jusqu'à ce jour en Europe. Mais ce caractère, quelque précieux qu'il soit, n'est pas le seul qui la recommande à la thérapeutique : les sels alcalins et surtout l'ammoniaque, qui entrent si heureusement dans sa minéralisation, méritent de fixer l'attention des médecins tout au moins autant que le protoxyde de fer.

Sous ce rapport l'Eau minérale de La Bauche ne le cède en rien aux eaux les plus en réputation pour leur qualité digestive, telles que Vichy, Bussang, Vals, Mont-Dore, Spa, etc., et l'on aurait aussi bien pu l'annoncer comme eau utile par sa minéralisation alcaline que par sa minéralisation protoferrée.

Comme digestive, elle rivalise avec toutes les eaux les plus connues en ce genre, et ses effets sont dès aujourd'hui mis hors de doute par les nombreuses expériences qui en ont été faites ainsi qu'on le verra ci-après.

Comme eau ferrée, bicarbonatée et crénatée, elle n'a pas de

rivale ; c'est pourquoi elle a été plus particulièrement présentée sous cet éminent caractère.

Enfin on peut affirmer, sans crainte d'être démenti, que cette association du fer à haute dose avec tous les sels alcalins qui entrent dans sa minéralisation, permet au fer d'être absorbé facilement et de pénétrer dans la circulation, sans causer de fatigue à l'estomac.

Il s'ensuit un avantage signalé pour l'économie dans tous les cas où celle-ci réclame une neutralisation des humeurs acides ou une action tonique et reconstituante. Ajoutons que l'élément phosphaté identique à celui des os, et l'iode qu'elle contient, quoique en petite quantité, unis à ses principes alcalins et ferrugineux, en font un agent des plus réparateurs.

Mais ce qui doit lui garantir un succès particulier, c'est qu'avec sa minéralisation privilégiée elle peut être bue sans précaution particulière avant, pendant et après le repas en plus ou moins grande quantité, et toujours avec succès ; mélangée au vin, elle l'améliore en le désacidulant.

En effet, voici sa composition minérale rapportée à 1,000 grammes :

Gaz de l'air (oxigène et azote).....	indéterminé
Gaz acide sulfhydrique libre (traces).. gr.	» » »
Acide carbonique libre..............	0,03500
Bicarbonate de chaux	0,25180
— de magnésie...........	0,12129
— de protoxyde de fer......	0,14257
— de potasse	0,02150
— d'ammoniaque...........	0,02850
— de manganèse...........	0,00350
Crénate de protoxyde de fer.........	0,03050
— de potasse	0,01950
— d'ammoniaque.............	0,01450
Hyposulfite de soude...............	0,01215
Phosphate de chaux	0,01026
Chlorure de sodium...............	0,00473
Iodure alcalin (traces sensibles)......	» » »
Silice............. }	0,01450
Alumine........... }	
Glairine........... }	0,01200
Extrait humique.... }	
TOTAL...........	0,72280

La Société médicale de Chambéry, ensuite du remarquable rapport de M. Calloud, a nommé, dans sa séance du 6 mars 1863, une commission qui s'est rendue à La Bauche le 29 avril, pour vérifier l'exactitude de ce travail.

Etaient présents MM. les docteurs Revel, président de la Société, Guilland et Besson, aidés de MM. Bebert, ancien professeur de chimie à l'Ecole préparatoire de médecine et de pharmacie et au cours technique de Chambéry; Saluces, pharmacien-chimiste et géologue distingué, et l'auteur, M. Calloud. Les conclusions du rapport de cette commission sont :

« Que l'Eau minérale de La Bauche est une eau minérale ferrugineuse bicarbonatée, crénatée, alcaline, hyposulfitée et un peu ammoniacale, non gazeuse, mais où le gaz acide carbonique et le protoxyde de fer sont dans un état parfait de saturation. La forte proportion de son élément protoferré, bicarbonaté et crénaté, dépassant considérablement celle trouvée dans les eaux ferrugineuses de cette nature les plus estimées, jointe à la bonne condition minéralisatrice de ces divers sels, place cette eau minérale au plus haut point de considération pour son emploi thérapeutique et pour sa popularisation. »

L'Académie royale de médecine de Turin s'est occupée de la nouvelle découverte de l'Eau de La Bauche, dont l'usage commençait à se répandre dans cette ville, et a chargé M. le commandeur Abbene, professeur de chimie à l'Université, vice-président du conseil de santé, etc., etc., de lui soumettre un rapport sur cette Eau. Dans la séance du 18 mars 1864, l'Académie royale de médecine a approuvé à l'unanimité le rapport de M. Abbene dont voici la conclusion :

« J'ai moi-même aussi exécuté une analyse chimique de cette Eau qui m'a été envoyée par M. le comte Crotti ; les résultats obtenus, et qui ont été publiés dans le journal de cette royale Académie de médecine, confirment ceux qu'a obtenus M. Calloud, lequel, avec un talent remarquable, détermina non-seulement les substances qui y étaient contenues, mais encore la quantité de chacune d'elles. L'Eau de La Bauche, par la richesse des substances qui la minéralisent, a été utilement employée dans les traitements de plusieurs maladies, non-seulement en France et particulièrement en Savoie, où l'on a reconnu son efficacité supérieure à celle de plusieurs autres eaux minérales naturelles, mais aussi en Italie, où on a pu également constater ses effets salutaires. »

Ensuite de ces rapports, signalant une eau minérale très remarquable, l'Académie impériale de médecine de Paris a été chargée par Son Exc. le Ministre des travaux publics, de l'agriculture et du commerce d'en faire exécuter une nouvelle analyse. L'Académie impériale de médecine, adoptant, dans sa séance du 16 août 1864, les conclusions de son rapporteur, M. Gobley, a déclaré à son tour que cette Eau, notablement minéralisée par le carbonate de protoxyde de fer, était propre à être avantageusement employée en thérapeutique. Enfin, dans sa séance du 24 mars 1865, la Société médicale de Chambéry a entendu la lecture d'un mémoire de son président, M. le Dr Guilland, médecin consultant aux bains d'Aix en Savoie, *sur la médication par les ferrugineux et plus particulièrement par l'Eau de La Bauche.*

Nous citerons également en passant un petit opuscule publié par le Dr Martin, du Pont-de-Beauvoisin, sur l'efficacité de l'Eau de La Bauche, les maladies qu'elle est appelée à guérir, les doses qui lui ont semblé convenables à prendre par jour selon les âges, soit en boisson, soit en pastilles faites avec les sels provenant de son évaporation au bain-marie :

Pendant qu'en France cette source, providentiellement retrouvée en 1862, attirait ainsi l'attention du corps médical, des essais fructueux étaient faits sur une grande échelle en Italie. C'était d'abord le professeur de chimie à l'Université de Turin, le commandeur Abbene, qui publiait avec l'approbation unanime de la Société royale de médecine de Turin, les résultats de son analyse de l'Eau de La Bauche, ainsi que les renseignements recueillis par lui sur les premiers essais de cette Eau précieuse.

Ensuite a paru le compte rendu du Dr Bellotti, qui s'est livré sur l'usage de cette Eau à de très nombreuses expériences, conduites, comme il le dit, « avec toute la prudence et la précaution que demandait une aussi grave question. » Ce travail consciencieux a été suivi à son tour d'une appréciation chaleureuse de cette Eau minérale essayée avec le plus grand succès dans plusieurs hôpitaux de Turin par des médecins distingués et notamment par l'auteur de la nouvelle brochure, le Dr Valerio, ancien député au parlement de Turin.

Tous ces ouvrages venus à la suite du rapport de M. Calloud, d'un précis sur la découverte de cette source ferrugineuse et alcaline, précis publié dès le principe par l'administration des Eaux de La Bauche, forment dès aujourd'hui un faisceau assez compact pour qu'il soit permis d'en réunir les parties les plus saillantes, afin de les offrir à la science et au public comme un gage assuré de l'importance thérapeutique de cette nouvelle source d'Eau minérale, dont notre pays doit être fier.

Nous ne saurions mieux faire que d'extraire de tous ces

comptes rendus les déclarations authentiques consignées dans chacun d'eux sur l'usage de l'Eau de la Bauche dans les maladies suivantes.

Voici d'abord ce qu'en disent MM. Guilland et Martin, du Pont-de-Beauvoisin :

« Tandis que les préparations officinales ne sont pas toujours tolérées par l'estomac des malades, l'Eau de La Bauche, par un privilége particulier, est toujours digérée facilement, même à fortes doses. On peut en boire *ad libitum ;* elle ne relâche ni ne constipe ; et cependant elle contient assez de fer pour remplacer efficacement les pilules de Vallet et de Blaud, les dragées de Gilles, etc. Chez quelques personnes il nous a semblé utile de couper l'Eau de La Bauche avec une eau gazeuse (Seltz ou mieux Saint-Galmier) ; nous obtenons ainsi les avantages spéciaux d'Orezza, ou bien nous facilitons la conservation d'une bouteille entamée. On peut aussi diviser la bouteille en petits flacons d'un verre, et de cette façon l'Eau est conservée pour l'usage dans toute son intégrité et à l'abri de l'air. »

« Le plus souvent elle a été bue aux repas, ou dans leurs intervalles, avec ou sans vin, et n'a produit ni dégoût, ni chaleur fatigante, ni crampe, ni constipation. »

Maladies pour lesquelles l'Eau de La Bauche a été essayée avec le plus remarquable succès. — Déclarations des médecins.

Maladies cutanées. — « Le cas le plus frappant, dit M. le Dr Guilland, qui m'ait été signalé à l'appui de l'efficacité de l'Eau de La Bauche quand il s'agit d'éruptions diverses, de certaines névralgies ou paralysies cutanées alternantes, est celui d'une jeune enfant de trois ans, Mlle de F..., lymphatique et faible ; sa tête et son visage étaient envahis dès plus de deux années par une *croûte laiteuse ; la médication dépurative* avait été employée avec persévérance. L'eau de Challes, ce *géant des sources sulfureuses*, avait particulièrement été administrée de la façon la plus soutenue, et l'éruption se maintenait sans amendement, s'exaspérait même par l'eau sulfureuse, compromettant le sommeil et l'appétit de l'enfant et amenant l'épuisement graduel de ses forces. L'Eau de La Bauche fut essayée et l'éruption s'amoindrit rapidement, à mesure que la reconstitution s'opérait par le retour de l'appétit et une assimilation plus active. Il y a trois mois que ces bons antécédents ne se sont point démentis. »

Maladies mentales. — C'est toujours le président de la Société qui parle : « L'action de l'Eau de La Bauche dans les maladies mentales est assez semblable à celle qu'elle démontre dans les autres cas où des affections morales ont troublé, comme nous le disions tout à l'heure, la régularité de la nutrition. Son usage a été largement essayé à l'hospice des aliénés de Saint-Jean-de-Dieu et dans la maison particulière de santé de M. le Dr Carrier à Lyon. Cet estimable praticien a bien voulu m'entretenir des observations qu'il avait faites dans ces deux établissements. »

« Bien que la chlorose ne soit pas particulière au sexe féminin, les fonctions propres à la femme, ses hémorrhagies périodiques, la grossesse et l'allaitement, enfin la réaction de l'utérus sur toute son économie, rendent plus fréquents chez elle l'appauvrissement du sang et avec lui toutes les maladies qui en dérivent. Le Dr Carrier trouve donc dans sa maison consacrée aux femmes aliénées l'occasion d'essais nombreux de l'action composée du médicament qui nous occupe. »

« Un cas de manie religieuse avec hallucinations, chez une jeune femme du monde, a présenté une amélioration immédiate par l'usage de l'Eau de La Bauche, et cette amélioration, qui date de mai 1864, ne s'est point démentie dès lors. »

De son côté, le Dr Fusier, le modeste et savant directeur de l'asile de Bassens, veut bien m'exprimer son opinion dans les termes suivants :

« Dans un de mes comptes rendus médicaux j'ai professé que l'aliénation mentale est très souvent une affection adynamique et que dans ces cas les toniques et les martiaux étaient spécialement indiqués. Avec les aliénés le médecin est, comme avec les enfants indociles, très souvent forcé d'administrer non pas le remède qu'il veut, mais celui qu'il peut faire prendre. Or tout ce qui n'a pas l'habillement et les *manières* pharmaceutiques est plus facilement admis. *Je crois donc que l'Eau de La Bauche, à raison de sa richesse et de la facilité de son administration, est appelée à rendre de grands services à la thérapeutique de l'aliénation mentale, surtout chez les femmes.* »

Vertige anémique. — « Mme C..., dit M. Guilland, offrait dès longtemps des palpitations fort importunes, de la dyspepsie et une pâleur caractéristique. Elle avait à diverses époques employé les ferrugineux sans succès, lorsque à ces symptômes se joignirent des vertiges. Ceux-ci devinrent bientôt inquiétants par leur fréquence et leur intensité. Leur apparition et surtout l'insuccès des ferrugineux employés semblèrent écarter le diagnostic d'anémie. On supposa une affection du cœur, et, croyant pouvoir subordonner les troubles cérébraux à ceux de la circulation, on essaya de combattre ceux-là par la digitale. Mais ce fut inutile. Les palpitations et les vertiges continuèrent et parurent même augmenter. Ramené ainsi aux ferrugineux, le médecin essaya la nouvelle source. Contrairement aux préparations prises antérieurement, l'Eau de La Bauche fut parfaitement digérée ; et la malade n'en avait pas pris durant plus de quinze jours, à la modique dose de 500 grammes par vingt-quatre heures, que l'amendement était positif. Il se soutient en ce moment et l'on continue de boire l'eau ferrugineuse. Dans une vingtaine de cas heureux notre honoré collègue, le Dr Michaud, n'a pas dépassé cette dose journalière et croit devoir s'en féliciter. »

« Nous avons obtenu, continue M. Guilland, le soulagement immédiat (par trois bouteilles seulement) d'une *céphalée anémique périodique* chez une jeune Anglaise, dont la belle et florissante apparence semblait au premier abord écarter une telle indication. »

Voici un fait rapporté par le Dr Bellotti, de Turin, extrait d'un long travail fait par lui sur les eaux de La Bauche : « Vers la fin du mois d'août 1864 s'est présenté chez moi le chevalier R... affecté de vertiges si violents que ces crises le faisaient tomber par terre dans les rues et lui rendaient impossible toute occupation intellectuelle, et cela avec tous les symptômes moraux accompagnant une maladie si alarmante. Ayant reconnu l'état pathologique du malade, qui n'était qu'un appauvrissement vital de l'organisme, avec coexistence de la diathèse veineuse très prononcée, accompagnée d'une grande faiblesse d'estomac, j'eus recours à l'usage de l'Eau de La Bauche, qui, *avec une efficacité merveilleuse, dans l'espace de deux mois*, a rendu à ce malheureux sa première santé dont il désespérait. »

Hépatite lente et cirrhose. — P. C., malade reçu le 20 décembre 1864 à l'hôpital Saint-Jean, de Turin, atteint d'hépatite avec cirrhose, dans la clinique du professeur Timermans, en sortit à la fin de janvier parfaitement guéri par le simple usage des pilules de Baucher et de l'Eau de La Bauche.

Affections des voies urinaires. — Le même Dr Bellotti cite en ce genre le cas suivant :

« M. G. G... âgé de 63 ans, négociant, souffrait d'une néphralgie aiguë, reparaissant à peu près tous les mois, principalement en hiver. Les douleurs néphrétiques intenses duraient de vingt-quatre à quarante-huit heures et faisaient même cesser la sécrétion urinaire. Pendant cette période elles diminuaient quand les urines devenaient sablonneuses. Depuis nombre d'années il avait sans succès fréquenté tous les établissements thermaux les plus en réputation contre cette terrible maladie. Enfin l'usage d'environ soixante bouteilles de cette Eau pendant trois mois a produit une guérison qui date sans récidive de quinze mois environ. *La présence du bicarbonate de potasse, de magnésie, d'hyposulfite de soude, etc., dans l'Eau de la Bauche ne doit laisser aucun doute sur l'action produite en cette circonstance.* »

Dyspepsie nerveuse et thermale, gastralgie. — Voici deux observations frappantes de guérison de cette maladie. « Je les emprunte, dit le Dr Guilland, au Dr Cottarel. » (Extrait du rapport du Dr Guilland, page 30.)

« Vers la fin de janvier, je fus appelé près de Mme D... dont l'aspect me frappa par son teint cachectique et sa maigreur. Agée de vingt ans, d'une bonne constitution, cette femme avait joui d'une bonne santé jusqu'à une première couche survenue au commencement de décembre dans les plus fâcheuses conditions morales. Cette couche, faite à Lyon, fut suivie de fièvre intermittente qui ne céda qu'à la médication interne et externe la plus énergique et laissa après elle une altération si profonde des voies digestives, que depuis douze jours elle vomissait tous les aliments et les boissons qu'elle essayait d'ingérer. Le ventre était tuméfié et les fonctions alvines supprimées, si bien que son médecin lui conseilla l'air natal. Je combattis à mon tour les vomissements et les constipations par une médication très variée; mais je n'obtins rien, et comme la malade allait s'affaiblissant de plus en plus, je prédis à ses parents une mort imminente et, afin de ne pas lui sembler la tenir entièrement pour désespérée, je prescrivis, en me retirant, un verre d'Eau de La Bauche. A la surprise de toute la famille, ce verre est supporté. Elle en prend un second, qui est également gardé. Je lui en ordonne dès lors une bouteille par jour à prendre par demi-verrées, suivies chacune d'un léger potage. Peu à peu les forces renaissent, toutes les fonctions se rétablissent, l'appétit devient impérieux. *Elle jouit aujourd'hui, après vingt-cinq bouteilles, de sa première santé.*

« Le frère E..., dyspeptique et valétudinaire dès de longues années, est envoyé du pensionnat de Turin à celui de La Motte pour essayer le changement d'air. Mais, malgré cette mesure, ce religieux continue à La Motte de faire de fréquentes apparitions à l'infirmerie. Il a de l'aversion pour tout aliment solide;

sa digestion est longue et laborieuse, avec une céphalée conti-
nuelle. Appliqué à l'enseignement, il éprouve pendant ses leçons
une prostration, une torpeur intellectuelle qui le portent à boire
journellement un litre de café noir pour réveiller les fonctions
de son entendement. A bout de conseils et de remèdes, parmi
lesquels l'iodure de fer et divers autres toniques n'avaient amené
aucune amélioration, je lui prescris l'Eau de La Bauche et je le
perds de vue. Un mois après, il vient m'annoncer qu'il se trouve
bien ; il mange beaucoup, il digère facilement, il sent son cer-
veau libre et son intelligence claire. *Trente bouteilles ont
accompli cette métamorphose physique et intellectuelle.*

Le Dr Dénarié a observé dans son service de l'Hôtel-Dieu (à
Chambéry) une dyspepsie parvenue à un degré non moins
désespérant, qui guérit radicalement et de la façon la moins
attendue au moyen de l'Eau de La Bauche aidée, à mesure que la
tolérance des ferrugineux s'établissait, par les pilules de Blaud.

Autres phénomènes observés par le Dr Bellotti précité : « Chez
deux dames, dont l'une était ma très vénérée mère, après les
repas il se manifestait de telles attaques de gastralgie, qu'elles
en éprouvaient des douleurs intenses, intolérables. L'usage
de l'Eau de La Bauche mélangée avec le vin pendant les repas
vint, dans un espace de temps très court, mettre fin à ces nouvelles souffrances. »

Le Dr Michaud a bien voulu me communiquer le fait suivant :
« M. Y... avait offert une bronchite capillaire chronique, avec
expectoration purulente, lésion ancienne du cœur et un état
très inflammatoire des muqueuses ; son état était tenu pour
désespéré. Le bouillon, le décocté, le quina et les diverses
tisanes essayées étaient rejetées. L'Eau de La Bauche seule était
gardée et préférée à toute autre boisson. Je l'ai continuée pendant près de trois mois. J'en ai obtenu au plus fort du mal la
cessation des vomissements et la tolérance de quelques liquides
alimentaires. A la suite de plusieurs maladies graves et longues, ajoute notre confrère, je l'ai toujours vue bien supportée
et prise avec plaisir, lors même que le fer des pharmacies était
mal toléré, et je l'appellerai volontiers l'**Eau des Convalescents.** »

Lymphatisme. — Sous ce titre collectif le Dr Guilland
place deux faits de forme très dissemblable. Le premier appar-
tient au Dr Carrier : « Un homme aliéné, d'un tempérament
lymphatique, voisin de la scrofule, ayant été pris d'une douleur
dans l'articulation du genou avec tuméfaction considérable et
sans changement de couleur à la peau, fut longtemps et sans

succès traité par les toniques et les résolutifs ordinaires, y compris les préparations iodurées. Il fut soumis à l'Eau de La Bauche, et très rapidement son état s'est amélioré ; nous venons d'apprendre que la guérison est complète. »

Voici le second, tel que me l'a transmis le Dr Cottarel : « M. L..., lymphatique, est élevé au pensionnat de La Motte depuis deux ans. Vers la fin de l'été de 1864, ses professeurs observent que ce jeune homme fuit les jeux et les distractions ; il est apathique, répugne de plus en plus au mouvement et à l'étude ; il mange peu et se montre constamment porté à dormir. Attribuant à un appauvrissement du sang, à une diminution de sa stimulation normale sur les divers tissus et appareils, le changement survenu dans les allures de cet élève, je le soumets à un régime fortifiant et j'ordonne les toniques, le fer surtout sous diverses formes. Une amélioration marquée quoique lente et partielle en est la conséquence. Mais l'enfant se dégoûte et refuse tout traitement ; il demande à aller rejoindre sa famille. Comme moyen de varier la médication j'indique l'Eau de La Bauche, dont il boit avec plaisir un litre par jour. *Après un mois et demi de son usage*, l'enfant a subi une transformation complète. Il est enjoué, ardent au jeu et à l'étude, et tient le premier rang dans sa classe. »

Je dois placer sous ce titre divers cas d'engorgements scrofuleux, abcédés, ou sur le point de l'être, dont m'a entretenu le Dr Michaud, et particulièrement une longue et abondante otorrhée double. Partout la reconstitution s'est opérée rapidement et a modifié radicalement l'état local. Il en a été de même dans deux traitements mercuriels de syphilis chez des sujets scrofuleux où la tolérance des spécifiques et leur efficacité ont paru à notre confrère *singulièrement facilitées par l'usage simultané de l'Eau de La Bauche.*

« M. le pharmacien Maxime Faggiani, par suite d'une fièvre muqueuse, gastro-entérite, éprouvait une aversion absolue pour toute espèce de nourriture ; il digérait très difficilement le quelque peu de mets qu'il parvenait à absorber ; son abattement était général. *L'Eau de La Bauche, ordonnée par le Dr Bellotti, opéra dans peu de jours son rétablissement.* »

Hémorrhagies en général. — Nous trouvons dans le rapport du Dr Guilland à cet égard les faits très intéressants qui suivent. « Le Dr Martin (du Pont) nous a parlé de trois malades auxquels il avait extrait des polypes des fosses nasales. Tous avaient des *épistaxis* fréquentes et graves, soit avant soit après l'opération, *et tous se sont bien trouvés de l'usage* *de l'Eau de la Bauche en boissons et même en injections dans le nez. »*

Voici une observation de métrorrhagie sur laquelle nous croyons devoir nous arrêter : « Mme de C... tempérament nerveux, élément rhumatismal, est âgée de 40 ans ; la ménopause ne saurait être éloignée, à en juger par les précédents héréditaires et par divers symptômes. La constitution, forte et vigoureuse originairement, a été débilitée par des chagrins et des préoccupations pénibles qui ont fréquemment altéré la nutrition. Elle a eu trois couches dont deux ont été accompagnées d'hémorrhagies graves, et elle a allaité ses trois enfants. Les règles ne laissent pas trois semaines entre leurs apparitions et fluent avec des oscillations désagréablement prolongées. Il y a des poussées hémorroïdales fort douloureuses. Au milieu de janvier, à la suite d'un refroidissement notable en pleine époque, Mme de C... est prise de douleurs violentes à l'hypogastre vers l'ovaire droit, aux lombes. Un cercle torturant réunit ces divers points. Les douleurs se déplacent par moment vers les nerfs intercostaux, vers l'épaule droite, vers l'émergence des nerfs sciatiques. Cette allure erratique, la cause occasionnelle, les antécédents nous font d'abord employer les antirhumatismaux et les analgésiques. Mais tout en obtenant facilement la sueur, nous n'arrivons qu'à un soulagement précaire. La persistance des hémorroïdes, l'éréthisme de leurs tumeurs, les dispositions aux pertes, nous font essayer les astringents. Mais ni les boissons acidulées, ni l'ergotine. ni l'eau de Rasct, ne nous donnent satisfaction, et l'époque suivante est une vraie métrorrhagie qui nous inspire des craintes sérieuses. L'alimentation est presque nulle depuis un mois ; les selles, fort difficiles, ne peuvent être régularisées ; il y a parfois de la fièvre ; enfin à la perte sanguine succède une leucorrhée tenue, fort abondante, accompagnée de douleurs utérines si fortes, d'une sensibilité hypogastrique et ovarique si grande, que nous croyons devoir examiner soigneusement l'utérus. Nous n'y trouvons que de l'abaissement, avec un peu d'engorgement du col, qui n'est ni érodé, ni béant, et, partageant l'opinion de M. le professeur Courty (de Montpellier), notre ancien et cher condisciple, sur le peu d'importance pathogénique qu'offrent en général les déplacements de l'utérus, nous nous décidons à essayer les ferrugineux malgré les hémorroïdes. L'état déplorable de la digestion nous fait préférer l'Eau de La Bauche. A notre vive satisfaction, elle est tolérée dès les premières doses. L'appétit renaît vers le troisième jour. Successivement la sensibilité générale reprend son équilibre, les douleurs cessent, le sommeil reparaît, le teint acquiert une transparence rosée inconnue jusque-là. Les forces et le courage grandissent ensemble. La leucorrhée a disparu ; les règles ne reviennent que quatre semaines après les précédentes, débutent nettement et se terminent de même. Nous n'avons pas interrompu l'Eau de La Bauche pendant leur durée. »

Les mêmes effets sont ensuite relatés par le Dr Bellotti, concernant une jeune personne de treize ans non encore formée, chez qui l'usage de l'Eau de La Bauche, pendant trente-huit jours, a produit la menstruation en rétablissant la santé d'une manière remarquable.

« Le Dr Revel fils a observé dans son service de l'hospice de Charité un fait analogue à celui-ci par l'abondance hémorrhagique des pertes mensuelles et la leucorrhée tenue. Des palpitations intenses avaient porté à administrer d'abord la digitale sans résultats. Un mois d'emploi de l'Eau de La Bauche a suffi à la guérison. Ce qui caractérise pour notre confrère l'action de ce médicament, *c'est la facilité exceptionnelle de sa digestion et la rapidité de ses effets.*

Hémoptysies. — « Trenta J.-M., ouvrier à Attignat-Oncin, Piémontais, tempérament sanguin familier à ses compatriotes, trente-huit ans, sans varices ni hémorroïdes, sans hérédité à noter, *s'enrhume facilement*, eut une fièvre cérébrale en 1853, avoue quelques excès de vin et d'eau-de-vie. — Dès 1858, il a éprouvé des crachements de sang, coïncidant d'ordinaire avec les changements de saison, jamais avec le milieu de l'été, le plus souvent avec l'automne et le printemps. Ces crachements se produisent alors durant plusieurs jours consécutifs, au moindre effort, sous une variation atmosphérique, à certains points du jour, qui les ramènent comme périodiquement. Le sang, rejeté parfois en grande quantité, est rutilant. Il y a eu, mais rarement, quelque douleur dans la région antérieure gauche de la poitrine. L'auscultation et la percussion interrogées à diverses reprises n'ont pas laissé le moindre doute au Dr Martin (du Pont) sur la présence des tubercules et même sur leur ramollissement en un point. Du reste, ni le sommeil ni l'appétit ne sont dérangés par ces crises durant lesquelles les forces sont nulles à la vérité, mais pour reparaître ensuite à peu près entières ; si bien que, par ce retour à une validité complète et par leur apparente innocuité, ces accidents semblent légitimer l'idée de l'utilité décongestionnante attachée par le vulgaire à certaines hémoptysies, idée reprise scientifiquement et soumise à une judicieuse critique par le Dr Fonssagrives dans son étude du rôle de la congestion pulmonaire dans l'évolution de la phthisie. » *(Montpellier médical*, mars 1863.)

« Le Dr Martin avait employé tour à tour des cautères volants, le ratanhia, l'ergotine durant trois années, la saignée à deux reprises dans les crises plus violentes, l'huile de foie de morue et les préparations ferrugineuses artificielles. Ces divers moyens ne lui avaient jamais donné que des résultats momentanés et palliatifs. Ils n'avaient jamais pu prévenir le retour de certains accidents à leur échéance habituelle. En 1863, alité depuis trois mois par le rapprochement des hémorrhagies et la faiblesse consécutive, Trenta fut mis à l'usage de l'Eau de La Bauche. Les premières doses arrêtaient immédiatement l'hémoptysie, mais comme elles n'étaient pas portées au-delà d'une douzaine de litres, celle-ci reparaissait un mois après. Cette immunité temporaire porta le malade à user de l'Eau d'une façon soutenue et il en poussa la dose jusqu'à cent litres, dont il prit deux par jour. »

« Actuellement le malade n'a pas craché de sang depuis juin 1864 ; c'est le plus long répit qu'il ait encore obtenu et le rude hiver de 1864 à 1865 a été traversé sans accident. Il est même revenu impunément au vin et à l'eau-de-vie, qu'il avait du reste complètement abandonnés. Les fonctions sont toutes régulières, les forces sont présentes, l'appétit est bon. Il y a le matin une légère expectoration muqueuse. La résistance au froid, qui était devenue tout à fait insuffisante pendant la mauvaise saison, a été parfaite durant cet hiver. Il a pu, le 22 décembre 1864, s'exposer à la neige et à un vent très froid pendant un voyage de six heures, pour venir se soumettre à mon examen. Ce fait, quoique laissant subsister quelques *desiderata* dans l'esprit du Dr Martin, lui a suggéré l'idée d'employer l'Eau de La Bauche chez d'autres phthisiques, atteints de crachements de sang et il en a obtenu la réduction de l'hémorrhagie pulmonaire et le retour des forces. »

« Une dame de trente-cinq ans environ, présentant depuis plus de deux ans des cavernes au sommet gauche et plusieurs hémoptysies chaque année, a été soumise à l'examen du Dr Bouchacourt (de Lyon), qui a constaté toute la gravité de son état. Elle a tout employé : huile de foie morue, pectoraux, goudron, lait d'ânesse, eaux-bonnes, cautères. Elle a pris durant toute une saison les inhalations sulfhydriquées de Marlioz près Aix. Au commencement de cet hiver, les symptômes s'aggravant de la façon la plus alarmante et les crachements de sang devenant de plus en plus fréquents, elle fut soumise d'une manière continue, indépendamment des moyens ordinaires déjà employés précédemment, à l'usage de l'Eau de La Bauche coupée à ses repas avec un peu de vin. Chose remarquable, elle a mieux été que les hivers précédents. Elle a pris meilleure mine et de l'embonpoint. Elle est toujours phthisique, mais l'état local du poumon gauche s'est amélioré ; il y a moins de gargouillements, moins d'expectoration et les sueurs nocturnes se sont suspendues. C'est un mieux remarquable apprécié par tout le monde et qu'une nouvelle saison à Marlioz ou à Allevard confirmera peut-être cet été. »

« Un autre malade du Dr Martin, âgé de trente-six ans, porte une large caverne, résultat non pas d'une fonte tuberculeuse, mais d'un vaste abcès pneumonique. Valétudinaire et dyspnéique dès plus de dix ans, il crache fréquemment du sang par exsudation en petite quantité. Chez lui aussi l'Eau de La Bauche a donné les meilleurs résultats possibles. Les faits que nous venons d'analyser nous mettent en face des deux questions si controversées de l'utilité des ferrugineux dans la phthisie tuberculeuse et de la curabilité de cette maladie. Les délicates observations de telles cures, dit avec raison le Dr Belouino, doivent être demandées aux médecins ordinaires, aux médecins de la famille qui suivent le malade dès son berceau et connaissent ses antécédents. »

Autre cure remarquable obtenue par le Dr Bellotti. — « La jeune C. P..., âgée de quinze ans, souffrait d'une difficulté dans la respiration, d'une palpitation de cœur, avec sensation de crampes de cet organe, toux sèche, rude, aiguë, avec crachements abondants mêlés d'une certaine quantité de flocons muqueux teints de légères taches de sang, injection et couleur vermeille des lèvres avec incarnation rouge aux joues, encore pubère, fut par moi soignée, selon son tempérament, par l'usage de l'Eau de La Bauche, qui acheva le traitement ; en sorte qu'après trente-cinq jours de son usage, j'eus la bonne chance de déterminer la crise utérine et de rétablir l'harmonie parfaite de toutes les fonctions chez cette intéressante malade avec une remarquable amélioration générale de bien-être. »

Angio-cardite avec phlebite. — Mme la comtesse S., de Turin, atteinte d'angio-cardite avec phlebite au bras gauche, dont le volume avait énormément augmenté à une des extrémités inférieures, commencement d'ascite, irrégularité extraordinaire des pulsations cardiaques, etc., paraissait dans un état désespéré. L'illustre professeur Moleschott, adjoint, vu l'extrême gravité du cas, au Dr Bellotti en consultation, approuva l'usage de l'Eau de La Bauche *qui a toute son estime, et eut par ce moyen la satisfaction de sauver la malade d'une mort certaine.*

Chloroses, dysménorrhées, aménorrhées, pâles couleurs, etc.

— « Je me reprocherais, Messieurs, dit le Dr Guilland, de m'arrêter devant une Société médicale, à ces faits vulgaires, dans lesquels les préparations martiales sont d'usage banal. Tous, vous avez été témoins depuis ces deux années de cures ou d'améliorations nombreuses dues à l'Eau de La Bauche, employée tantôt sur vos prescriptions, tantôt spontanément. » — Ces résultats se sont multipliés dans le voisinage de la source, comme dans les maisons d'éducation de jeunes filles, où elle a été essayée et qui réclament chaque jour de nouvelles provisions. Nous pouvons citer entre autres la maison Martin à Tarare, et à Grenoble les diverses institutions dont le Dr Charvet a la surveillance médicale. Ce dernier leur reconnaît *une efficacité incontestable et une supériorité sur toutes les eaux ferrugineuses de nos contrées,* en ce sens qu'elles sont aussi minéralisées que les eaux ferrées artificielles, tout en n'échauffant pas. « La tolérance, ajoute-t-il, s'établit presque toujours et ces jeunes estomacs la digèrent admirablement et aussi bien que les solutions officinales les plus réputées. Les sels alcalins, associés par la nature proto-pharmacienne (style savoyard) au carbonate ferreux, rendent bien raison de *cette facilité de tolérance gastro-intestinale.* Dans les dyspepsies et chloro-anémies, suites de fièvres graves, de fièvres d'Afrique, elles donnent des résultats si satisfaisants que je m'occupe de les faire essayer dans les hôpitaux militaires d'Algérie. »

« En l'année 1864, rapporte M. le Dr Bellotti, de Turin, je fus consulté par une dame d'Asti, âgée de 25 ans, d'un tempérament lymphatique, affectée de métrite lente, ainsi que de leucorrhée, et privée de ses menstrues depuis plus de cinq mois. Je lui ai ordonné l'Eau de La Bauche à la dose de six bouteilles à prendre pendant l'espace de douze à quinze jours, afin de coïncider avec ses époques habituelles quand celles-ci étaient régulières. Tous les symptômes pénibles qu'elle éprouvait furent en partie diminués et en partie dissipés, et même la perte sanguine s'est manifestée avec une telle violence, qu'il y avait menace de métrorrhagie. Il va sans dire qu'après la cessation de la perte j'ai continué pendant quelques jours l'usage *de ce précieux moyen, qui a contribué à amener si rapidement et d'une manière si inespérée la guérison.* »

Voici du reste l'Eau de La Bauche comparée aux autres eaux

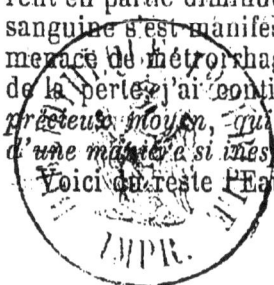

du même genre sous le rapport de sa minéralisation (rapport du Dr Guilland, page 13) :

« Les huit principales sources ferrugineuses de Savoie appartiennent presque toutes à la classe préférée des bicarbonatées. Elles ne représentent qu'un dixième environ de la minéralisation ferrugineuse de La Bauche. *Grésy-sur-Aix* a donné à M. Pichon 31 milligrammes en bicarbonate et crénate de fer ; *Saint-Simon* (près Aix), environ 14 ; *La Boisse*, 18 ; *Amphion*, 15 ; *Bois-Plan*, 70 ; tandis que *La Bauche* accuse 170. Quant aux sources des autres pays, voici les plus hauts dosages en protoxyde de fer, d'après les analyses adoptées par M. Herpin, de Metz ; *Harowgate*, 59 milligrammes ; *Spa*, 60 ; *Bussang*, 65 ; *Pyrmont*, 96 ; *Forges*, 98. La Bauche contient 89 en protoxyde ; mais il faut noter que seule elle réalise toute la somme indiquée en bicarbonate et crénate, tandis que dans toutes les autres l'acide sulfurique contribue à saturer la base ferrugineuse. Ainsi La Bauche contient 14 centigrammes de bicarbonate et 3 de crénate de fer, ensemble 17, pendant que les sources de *Pyrmont* et de *Spa*, qui sont au premier rang, contiennent à peine 6 à 7 centigrammes de carbonate de fer par kilogramme d'eau ; celles de *Forges* et de *Bussang*, 9 centigrammes avec le crénate de fer (Herpin op. cit. p. 273). *Orezza* serait après La Bauche la plus riche en carbonate de fer, puisque M. Poggiale y en a trouvé 12 centigrammes. Quant à *Etuz* (Haute-Saône), M. Bouis y en a signalé 13 centigrammes donnant 0,06 de protoxyde.

« *Schwalbach*, l'une des plus minéralisées et la plus transportable parmi les ferrugineuses bicarbonatées, a pourtant contre elle la présence de quelques sulfates (0,0126) ; *Spa*, *Pyrmont* et *Bussang* perdent promptement leur excès de gaz acide carbonique. Le fer se précipite et alors il n'est plus absorbé. (Herpin op. cit. 333. Voir aussi Pétrequin op. cit. p. 492 et 499.)

« L'eau martiale de *Futeney*, près Albens (Haute-Savoie) a présenté ce même phénomène à l'observation de M. J. Boujean, le chimiste auquel notre pays et l'hydrologie doivent les analyses d'Aix, de Challes et de Marlioz. »

Une foule d'autres documents intéressants nous sont revenus sur la constante efficacité des Eaux de La Bauche. Nous ne pouvons tous les citer ici ; nous exposerons seulement en terminant l'opinion générale de plusieurs docteurs distingués.

Nous trouvons dans un savant mémoire publié en italien par l'honorable chevalier Joachim Valerio, ancien député au parlement de Turin, les conclusions suivantes : « Les cas pratiques que j'ai observés dans les hospices et dans les maisons particulières m'engagent à appeler *bénite* cette source de La Bauche qui porte déjà dans les contrées lointaines un si grand soulagement à l'humanité souffrante. J'ai vu, par l'usage continué pendant un certain temps de cette Eau, rappeler, je dirai, à une nouvelle vie des fibres fatiguées et presque sans action. Je lui ai vu rendre à certains individus la circulation du sang beaucoup plus rapide et à d'autres l'action musculaire plus robuste. J'ai vu beaucoup de personnes soulagées dans leurs souffrances de rétention d'urine et chez d'autres le flux hémorroïdal devenir, fort à propos, beaucoup plus actif. Enfin j'ai vu dans une quantité de cas que l'Eau de La Bauche avait fait disparaître la chlorose, cette maladie si délicate, si difficile à guérir et si commune de nos jours. ».

M. le Dʳ Michaud, de Chambéry, qui a eu l'occasion de constater depuis trois ans sur de nombreux malades à estomac débile l'efficacité constante de cette eau, à la fois inoffensive et puissante, n'a pas cru pouvoir mieux caractériser sa tolérance par les voies digestives qu'en l'appelant l'*Eau des Convalescents*. Le commandeur Abbene termine son analyse par ces quelques lignes que nous extrayons textuellement de son rapport : « L'efficacité thérapeutique de cette eau est victorieusement constatée par des praticiens distingués de la capitale et de la province. Employée dans l'hôpital de Saint-Louis, destiné aux maladies chroniques, dans celui de Saint-Jean, les résultats obtenus furent très remarquables. Ils confirment les expériences faites en France et qui seront bientôt publiées. Les maladies dans lesquelles on a pu constater spécialement l'action salutaire de l'Eau de la Bauche, sont la chlorose, les maladies utérines et spécialement celles où la composition du sang a été altérée par appauvrissement de principes constitutifs, les engorgements abdominaux, la dyspepsie et plusieurs autres maladies de même nature. »

M. le Dʳ Bellotti dit à la fin de ses observations :

« L'expérience clinique que je crois avoir conduite avec toute la prudence et la précaution que méritait une si importante question, et ceci sur une assez grande échelle, me permet dès aujourd'hui d'affirmer que l'Eau de Là Bauche non-seulement confirme mes prévisions théoriques, mais encore dépasse de beaucoup mon attente dans la pratique que j'en ai faite. »

Et ailleurs :

« L'Eau de La Bauche constitue *une véritable acquisition nouvelle pour la thérapeutique.* »

M. le Dʳ Timermans, professeur de clinique médicale à l'école de Turin, en attendant la publication, dans son compte rendu clinique, des résultats obtenus par l'Eau de La Bauche qu'il a déjà, et avec succès, fréquemment conseillée, mais qu'il veut expérimenter encore plus amplement, proclame l'efficacité de cette Eau « dans la chlorose, les dyspepsies, les hydropisies symptomatiques d'une affection du foie et dans toutes les maladies où le sang est appauvri, où il est nécessaire de lui rendre ses éléments constitutifs, surtout le fer. »

Le Dr Ordinaire, *de Mâcon*, « écrit que toutes les personnes qui ont essayé de l'Eau de La Bauche s'en sont si bien trouvées que la découverte de cette source minérale *vient remplir une lacune dans l'art de guérir et que son succès est assuré.* »

Enfin le témoignage authentique des médecins précités sur la surprenante efficacité de l'Eau minérale de La Bauche dans un certain nombre de maladies, celui d'une foule de personnes qui en ont fait usage et qui lui ont dû leur guérison, et les demandes considérables d'envoi que reçoit journellement l'administration, prouvent que par la découverte de cette source la thérapeutique s'est réellement enrichie d'un nouvel et précieux agent. Aussi plusieurs médecins, émerveillés des résultats obtenus par l'usage de l'Eau, ont conseillé à l'administration de fabriquer des pastilles avec les sels minéraux qu'elle contient ; les essais faits à la source pour obtenir ces sels, de même que l'action thérapeutique de ces pastilles, constatée par plusieurs médecins de France et d'Italie, ont répondu en tout point aux prévisions de la science. En conséquence l'administration s'est empressée de joindre au débit de l'Eau celui de pastilles provenant des sels minéraux naturels extraits à la source même au moyen de l'évaporation au bain-marie.

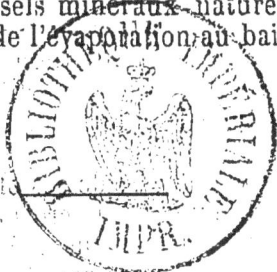

1907 — Chambéry. — Imprimerie A. Pouchet et Compagnie.

JERSEY (Île anglaise)

MM.

Boulange et *Grangé*, pharmac. Beresford street, 86.

MORLAIX

Picaud, grande place.

NAPOLÉON VILLE

Duhamel, rue Impériale.

PLOERMEL

Daversin, pharmacien.

FOUGÈRES

MM.

Delanoë, phar., rue de la Forêt.

VITRÉ

Lelay-Dupré, pharmacien.

DINARD

James.

DINAN

Postel, phar., rue de la Chaux.

Suisse

GENÈVE

MM.

Brun, place Saint-Gervais.
Munier, rue Croix-d'Or.

LAUSANNE

Feyler, pharmacien.

VEVEY

MM.

Poivre, dépôt général pour les cantons du Valais, de Vaud et de Fribourg.
Brunier, Martin et Mayor, phar.

FRIBOURG

Schmid Müller, pharmacien.

Italie

TURIN

MM.

Losio, pharm., pl., Savoia.
Camerano, pharmacien, grand hôpital Saint-Jean.
Vernetti, r. Charles-Albert, 1
Costanzo et *Costantino*, rue Basilica et Palatina.
Borri et *Manfredi*, dépôt général de caisses, 20, rue Barbaroux.

VERCEIL

Berteletti, pharmacien.

PIGNEROL

Bosio, pharmacien.

GÊNES

Bruzza, pharmacien.

MILAN

Bianchi Stefano, Porta-Romana, 2.
Riva Palazzi, place Théâtre della Scala, n° 1825.

PARME

MM.

Dr *Cuareschi*, pharm., rue dei Genovesi, 15.
Mme *Oppici Anna*, dépôt général pour l'Italie centrale, Borgo Strinato, 22.

LIVOURNE

Contessini et Cie, dépôt général de caisses pour la Toscane.

ROME

Dr *Scaraffoni*, pharmacien, Fontana di Trevi. 97.

NAPLES

Pietro Viappiani, rue Toledo, 205

PALERME

Monteforte, pharmacien.

INSTRUCTION

De M. le Docteur Martin, du Pont de Beauvoisin (Isère)

SUR L'USAGE DES

PASTILLES FERRUGINEUSES

DE LA BAUCHE.

Ces pastilles sont faites avec les résidus de l'eau proto-ferrée de La Bauche que tout le monde connaît. Ces résidus sont le produit pur et simple de l'évaporation de l'eau, sans aucun mélange de substance étrangère. Ils n'ont subi aucune réaction chimique. Leurs principes sont identiques à ceux que contient l'eau, à l'exception des gaz libres. Il en résulte que ces pastilles ne renferment que des sels naturels et non des produits artificiels confectionnés dans des laboratoires de chimie ou de pharmacie.

Le principal but de la fabrication de ce nouveau produit est de faire participer les classes pauvres aux bienfaits merveilleux qu'opèrent chaque jour ces eaux. Les personnes qui ne pourront pas se procurer l'eau feront facilement usage des pastilles qui ont été déjà expérimentées par plusieurs médecins et en particulier par l'auteur de cette notice.

Les principes minéraux de ces Eaux ferrugineuses, contenus dans chaque pastille, correspondent à deux verrées d'eau.

On peut les administrer aux enfants, aux adultes et aux vieillards des deux sexes. Elles n'offrent aucun inconvénient ; leurs propriétés générales sont d'être essentiellement réparatrices, bienfaisantes, reconstituantes. Elles réveillent l'appétit, fortifient l'estomac, facilitent la digestion et rétablissent les forces en rendant au sang appauvri la quantité de fer nécessaire à l'entretien d'une santé parfaite.

Le *Rapport sur l'Eau de la Bauche* se vend 50 centimes chez MM. Perrin, Lajoue, Baudet, Mouton, libraires à Chambéry.

1907 — Chambéry, typ. A. Pouchet et Comp.

www.ingramcontent.com/pod-product-compliance
Lightning Source LLC
Chambersburg PA
CBHW070151200326
41520CB00018B/5376